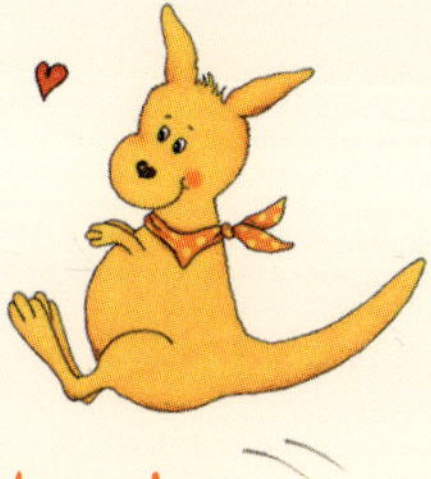

Für ....

mit lieben Wünschen zur Geburt

von ....

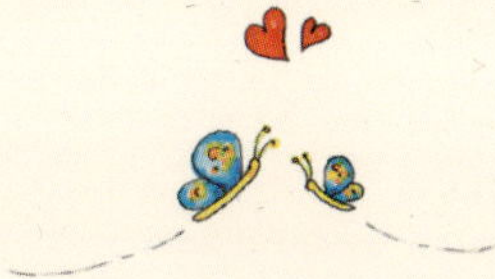

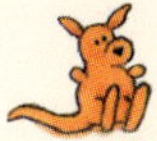

Hallo Mama, da bin ich!

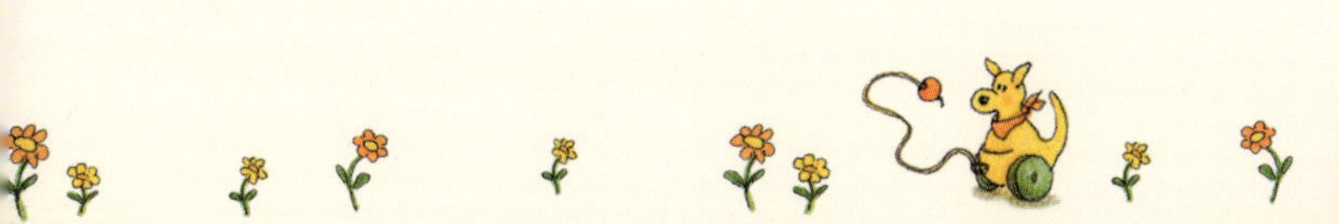

GROH

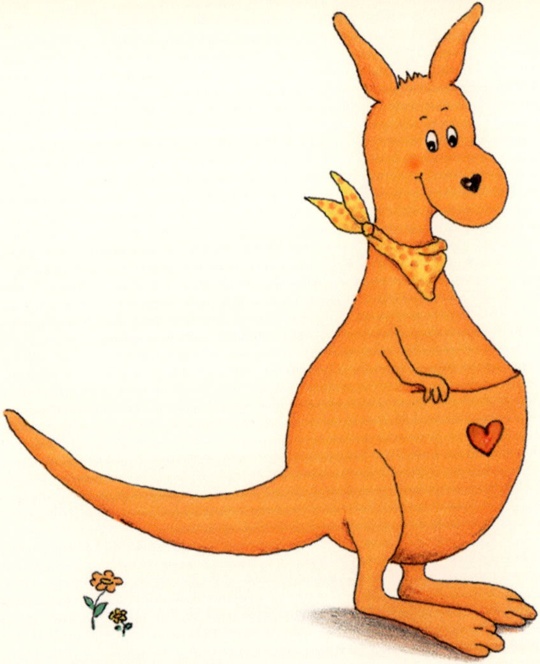

Ganz ehrlich, Mama, als ich vor einiger Zeit erfahren habe,
dass DU meine Mama wirst ...

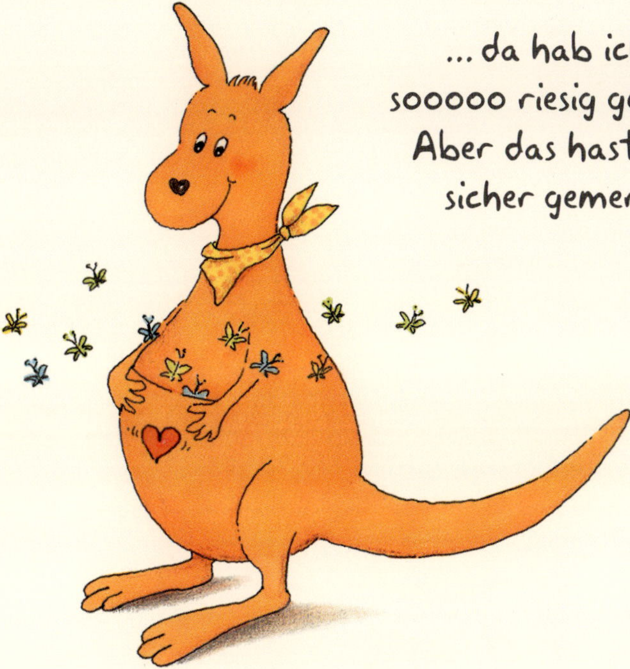

... da hab ich mich
sooooo riesig gefreut!!!
Aber das hast du ja
sicher gemerkt ...

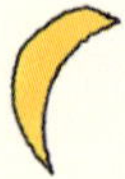

Vor lauter Glück
konnte ich manchmal
nicht schlafen ...

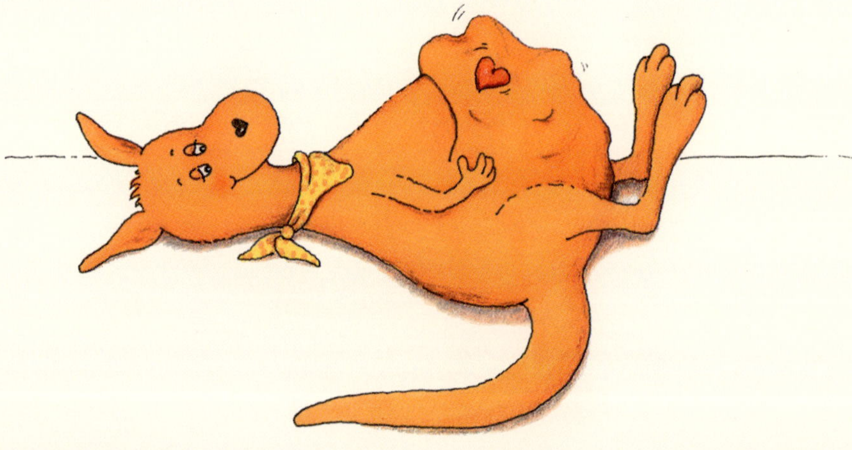

... und vor lauter Aufregung
hatte ich ganz schön
Schluckauf!

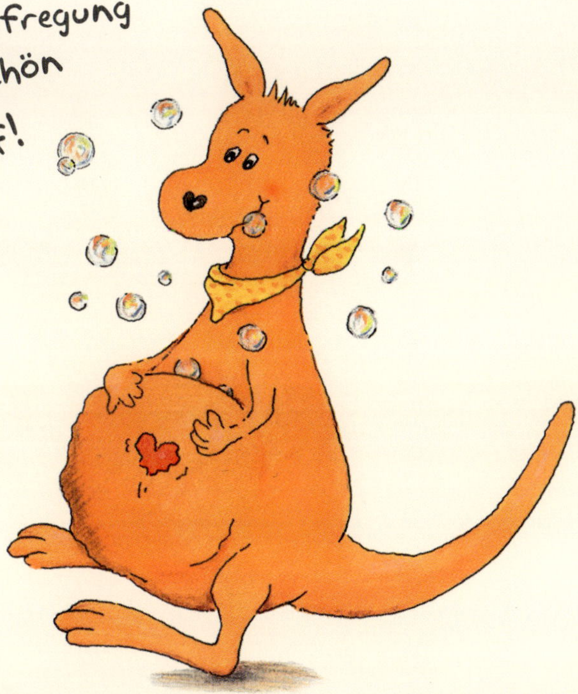

Das Schönste aber für mich war,
dass ich immer gemerkt habe:
Du hast mich einfach lieb ...

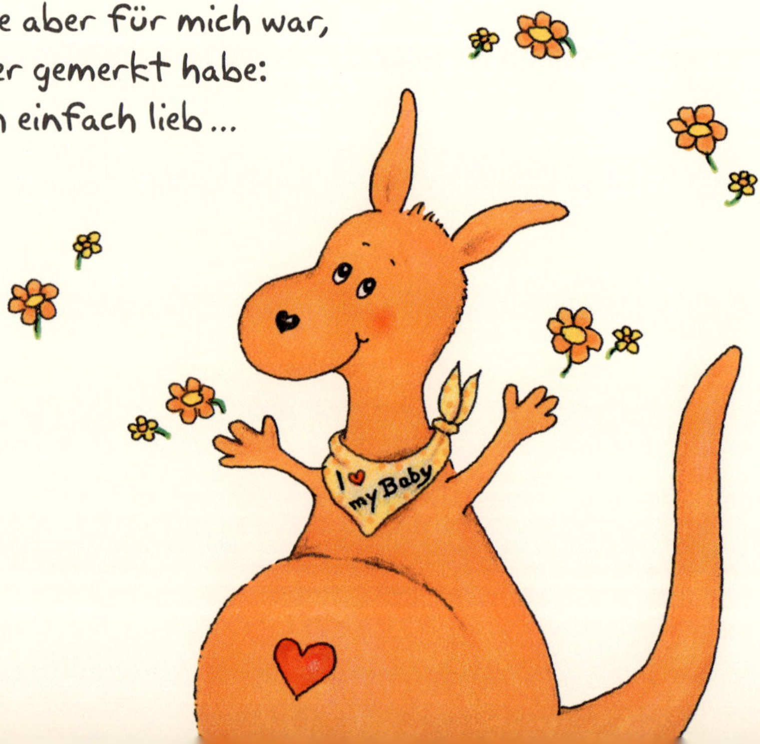

... und würdest alles
für mich tun!

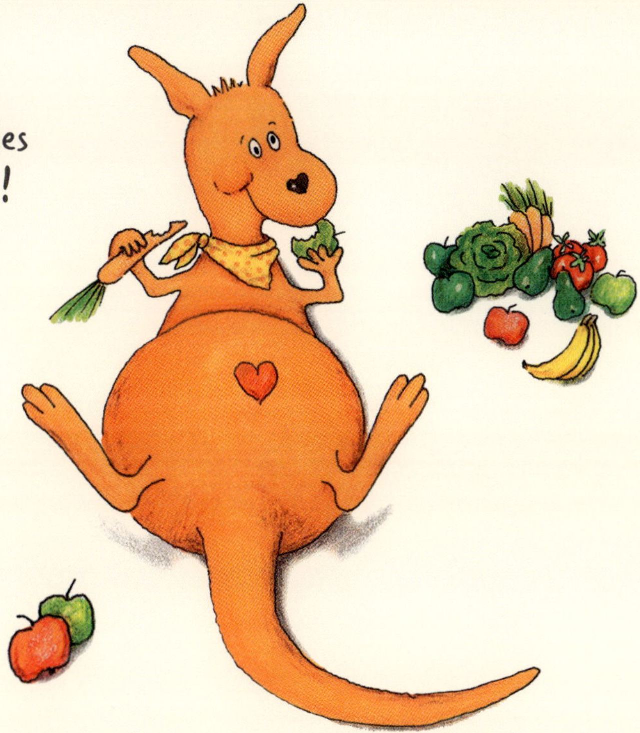

Dabei wusstest du ja gar nicht genau,
was in dir steckt …

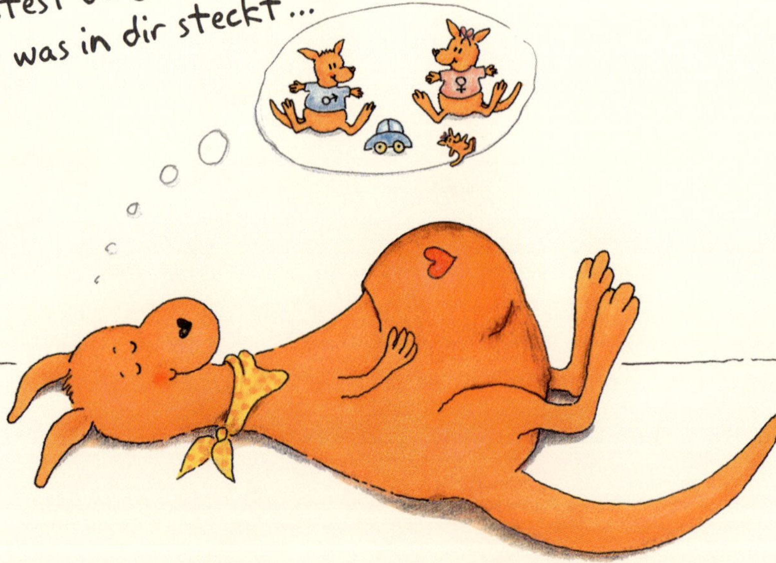

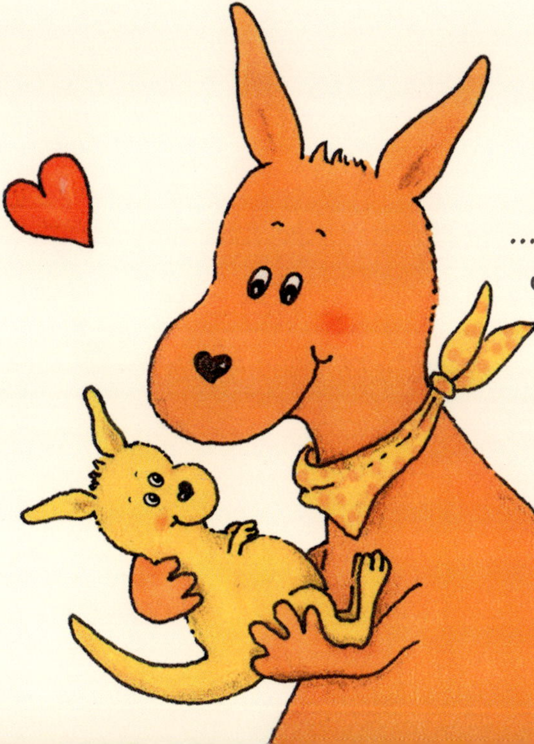

... bis ich endlich da war
und dir zum ersten Mal
in die Augen sah.

Ich weiß nicht,
wer von uns beiden
größeres Herzklopfen hatte, ...

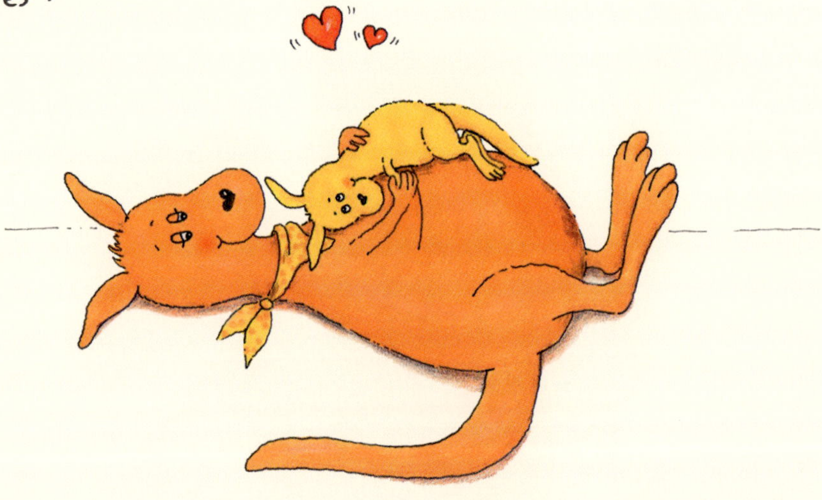

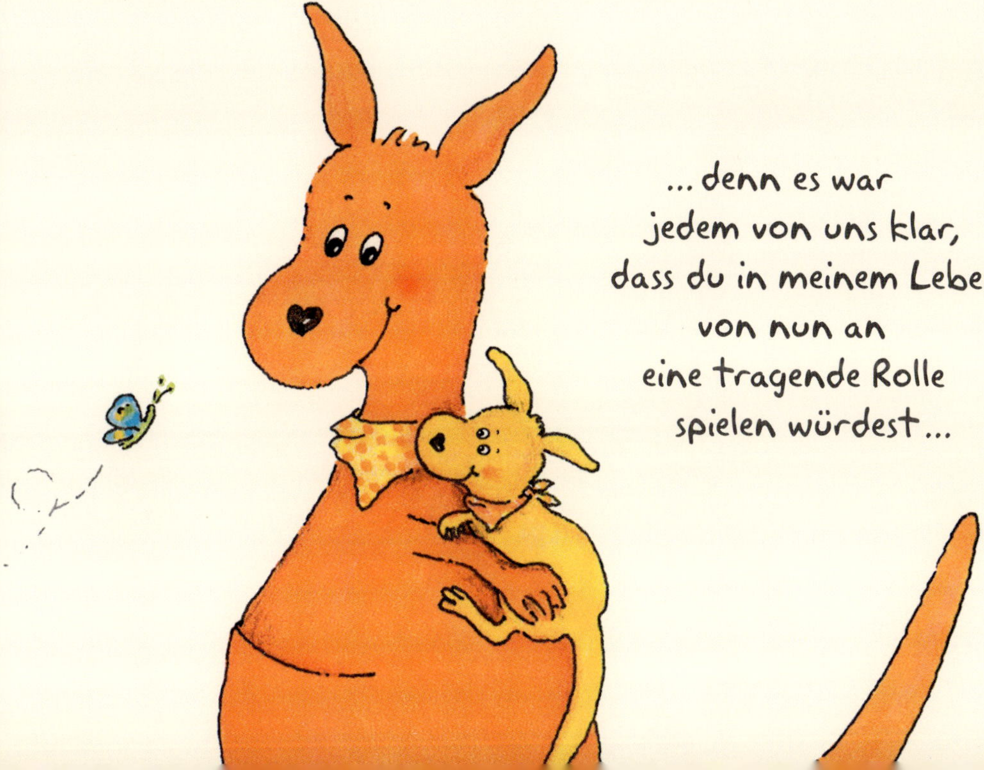

... denn es war
jedem von uns klar,
dass du in meinem Leben
von nun an
eine tragende Rolle
spielen würdest ...

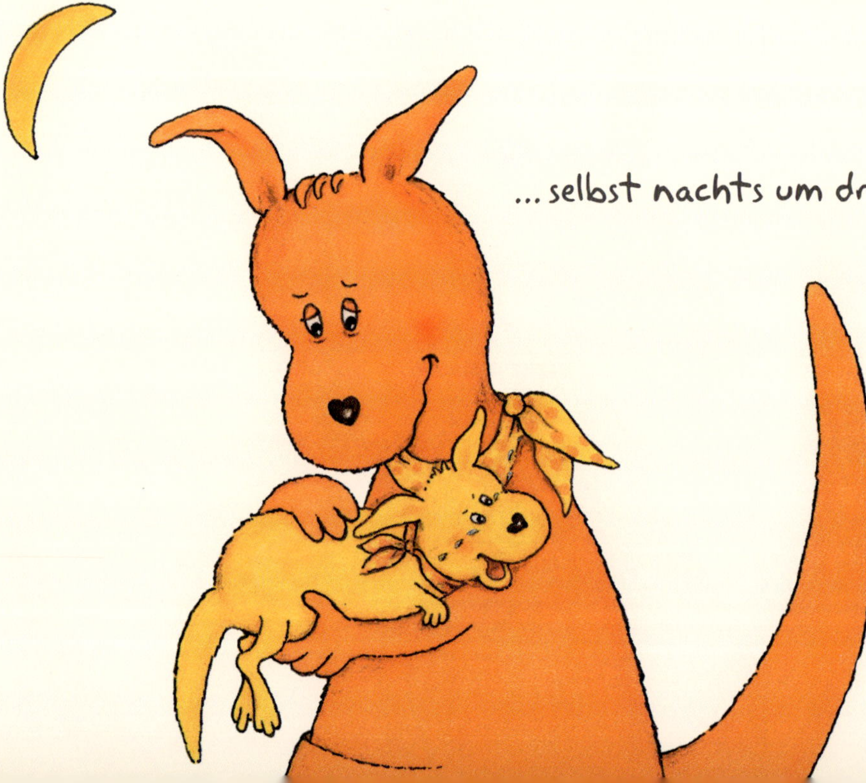

... selbst nachts um drei ...

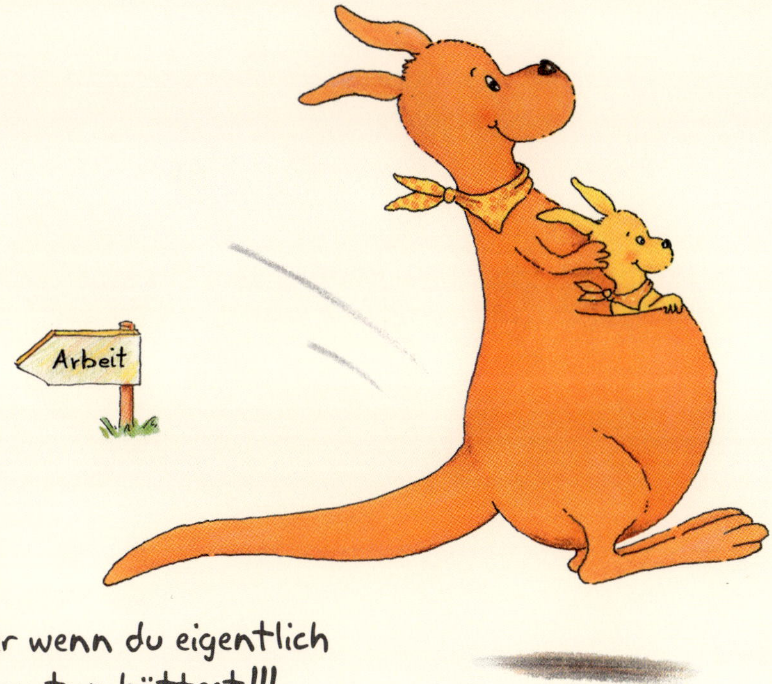

... oder wenn du eigentlich
anderes zu tun hättest!!!

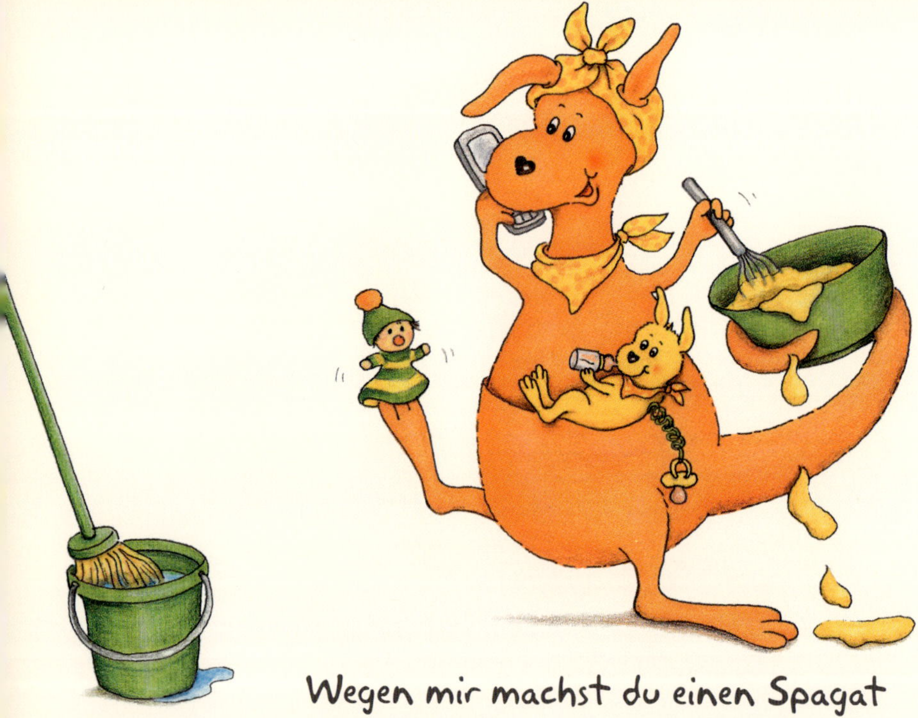

Wegen mir machst du einen Spagat
zwischen allen möglichen Dingen ...

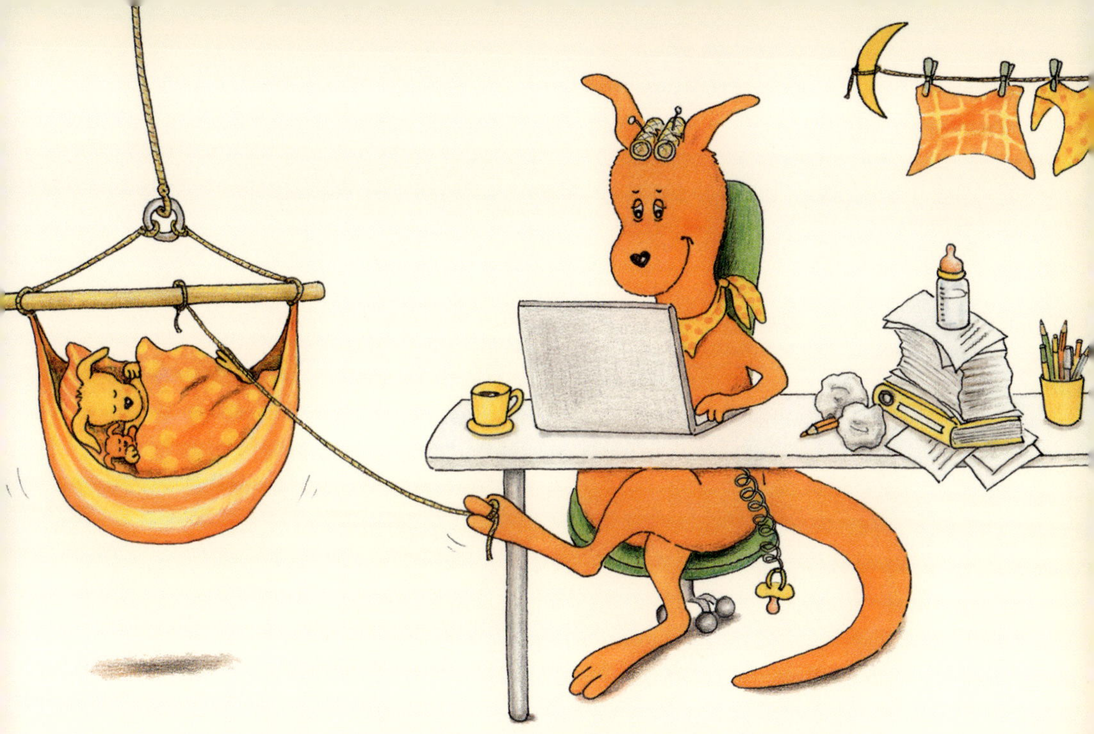

...und bist rund um die Uhr im Einsatz.

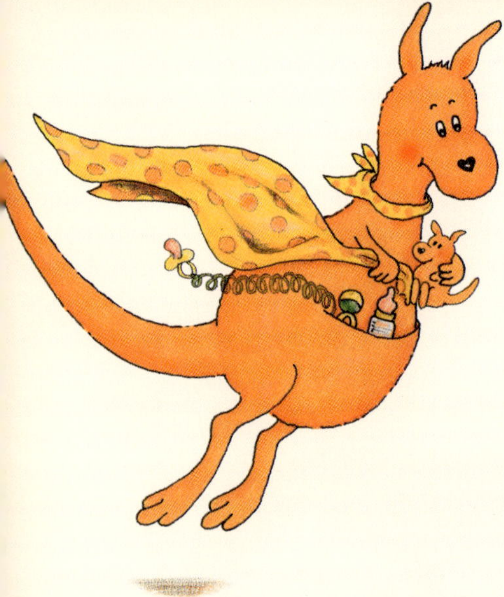

Wann immer ich dich brauche,
bist du mit wehenden Fahnen
zur Stelle ...

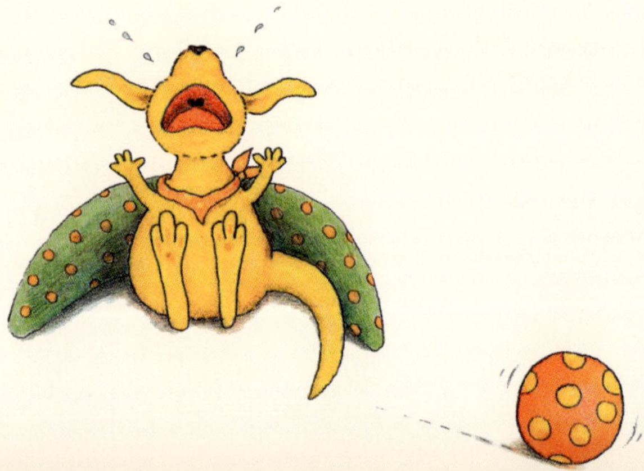

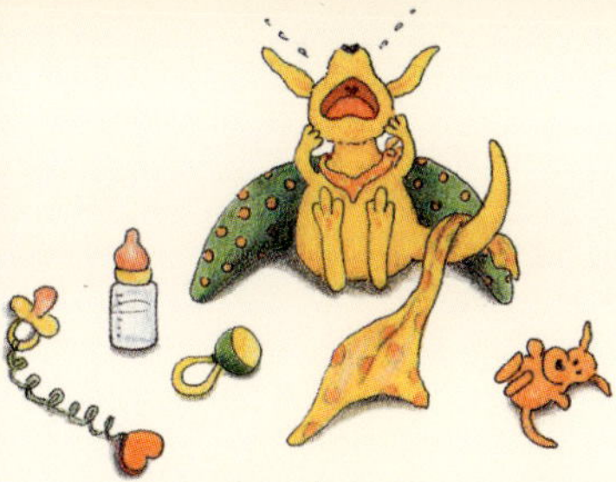

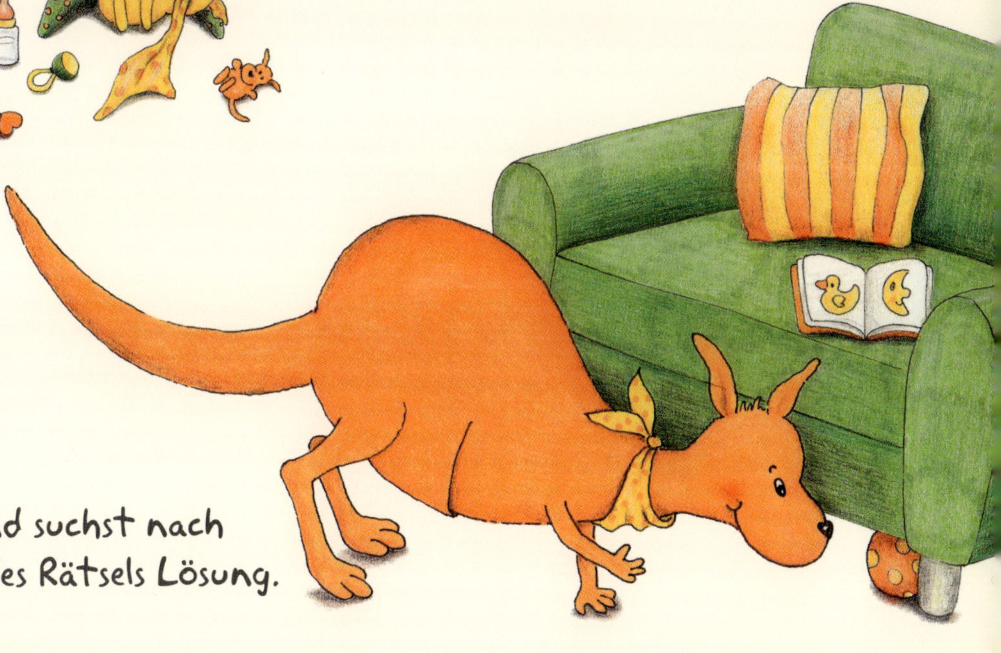

... und suchst nach
des Rätsels Lösung.

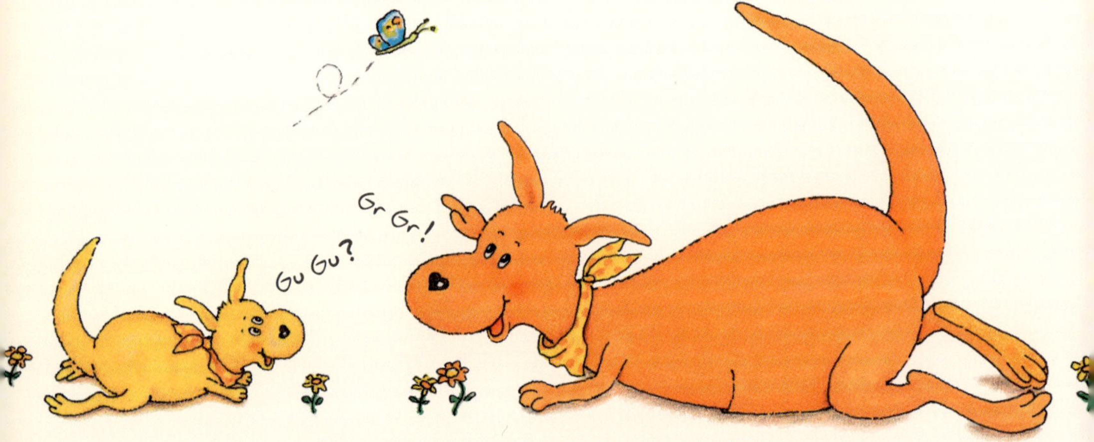

In Kürze lernst du die Babysprache ...

... und wirst zur absoluten Windelexpertin!

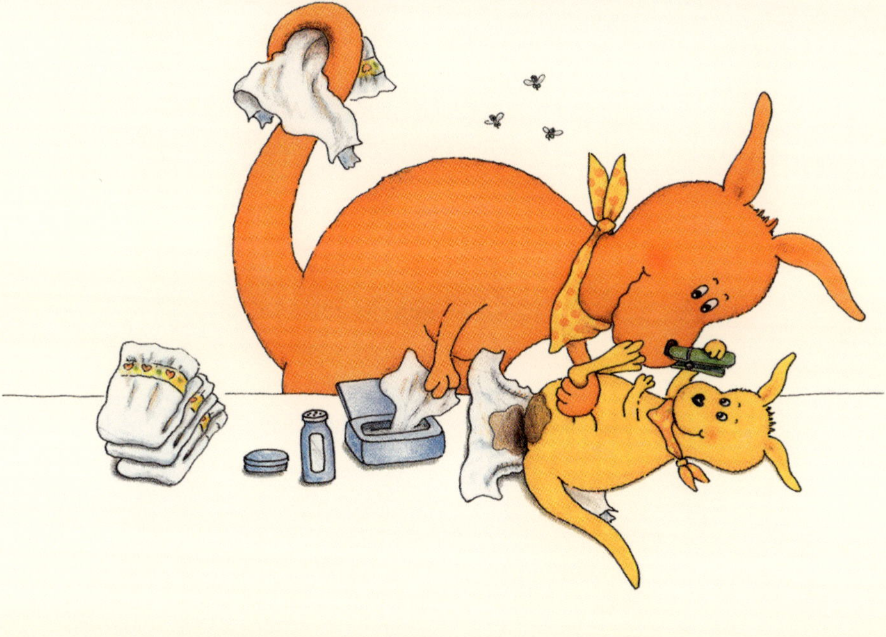

Und dann kommt er:
Au Backe, der erste Zahn!!!
Ab jetzt beißen wir uns
gemeinsam durch ...

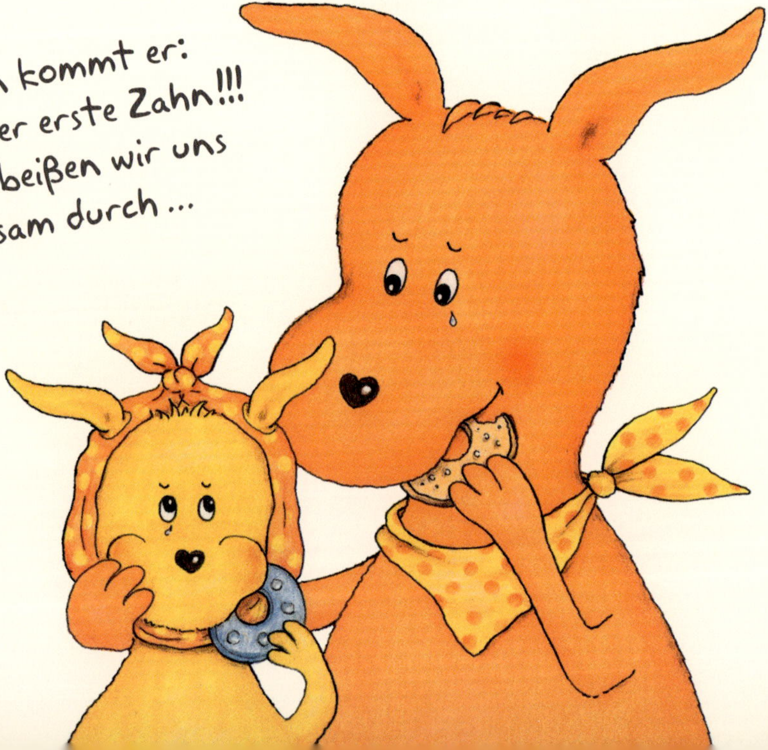

…und du führst statt eines Tagebuchs
ein Nächtebuch.

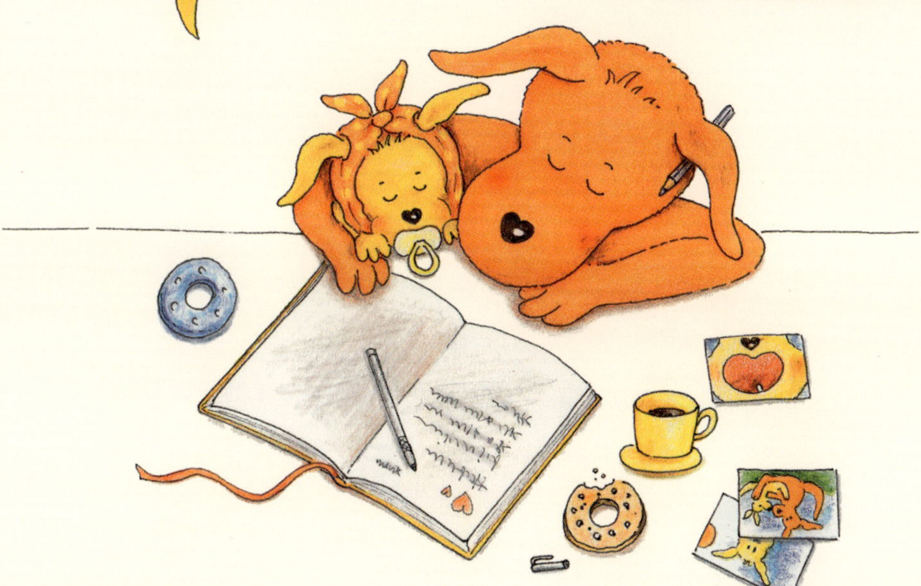

Mein erster Brei ist sowohl
für dich eine echte Herausforderung ...

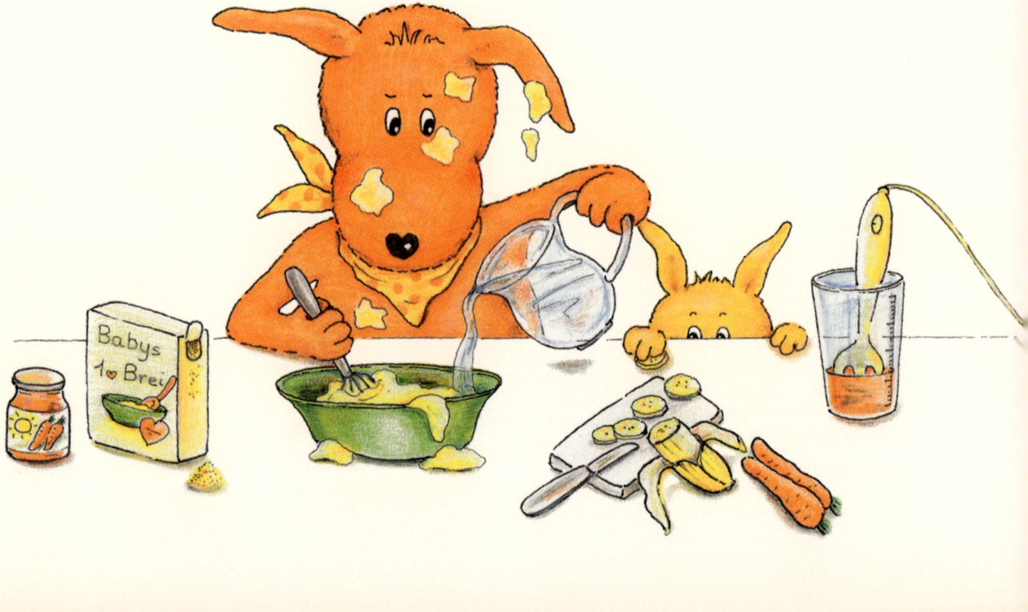

… als auch für mich:
schlabbern, matschen, patschen,
was das Zeug hält!

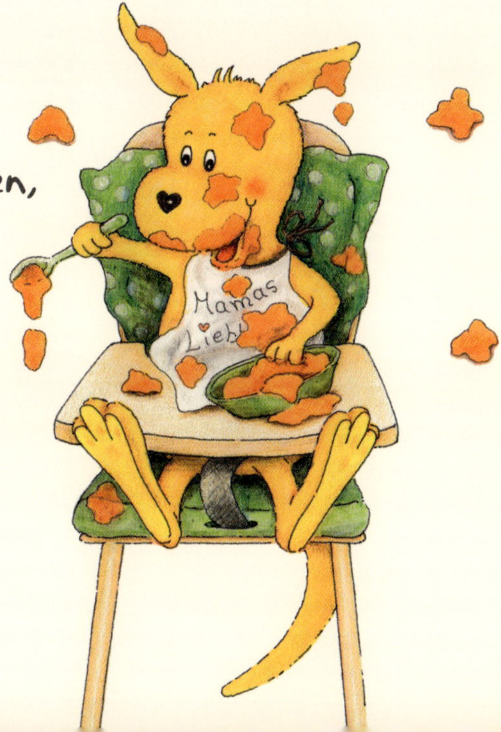

Für dich bin ich immer
genau richtig, ...

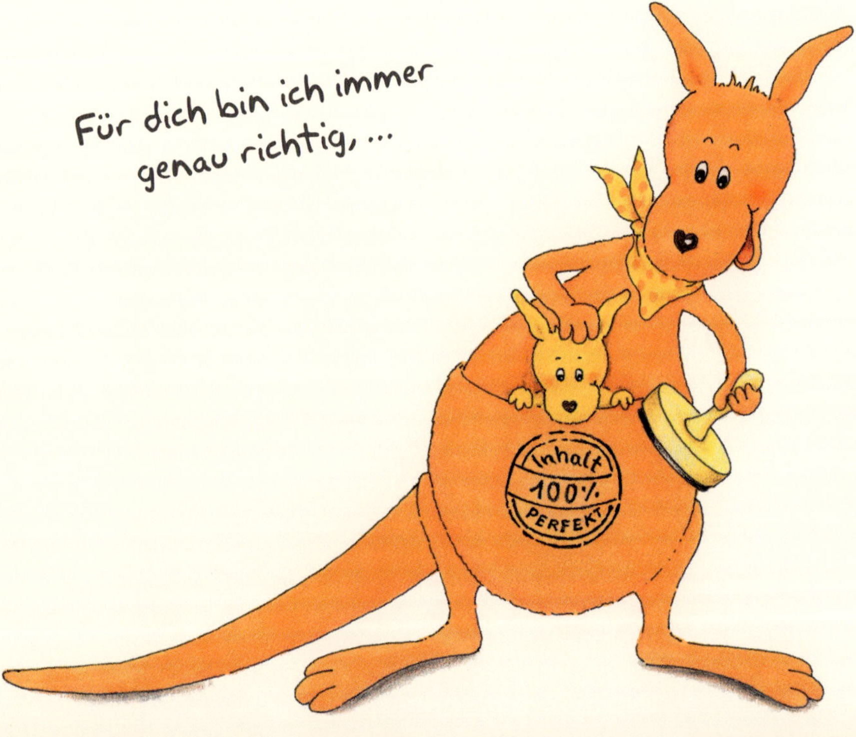

... und wenn andere dir dringend dieses oder jenes pädagogische Konzept nahelegen, ...

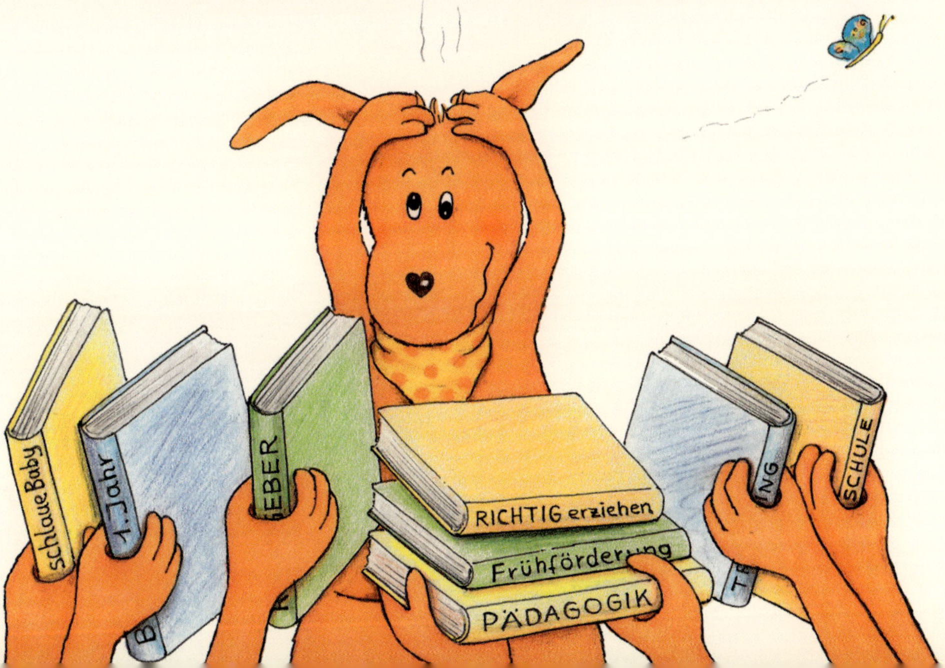

... eröffnest du ihnen kurzerhand:
alles Banane!

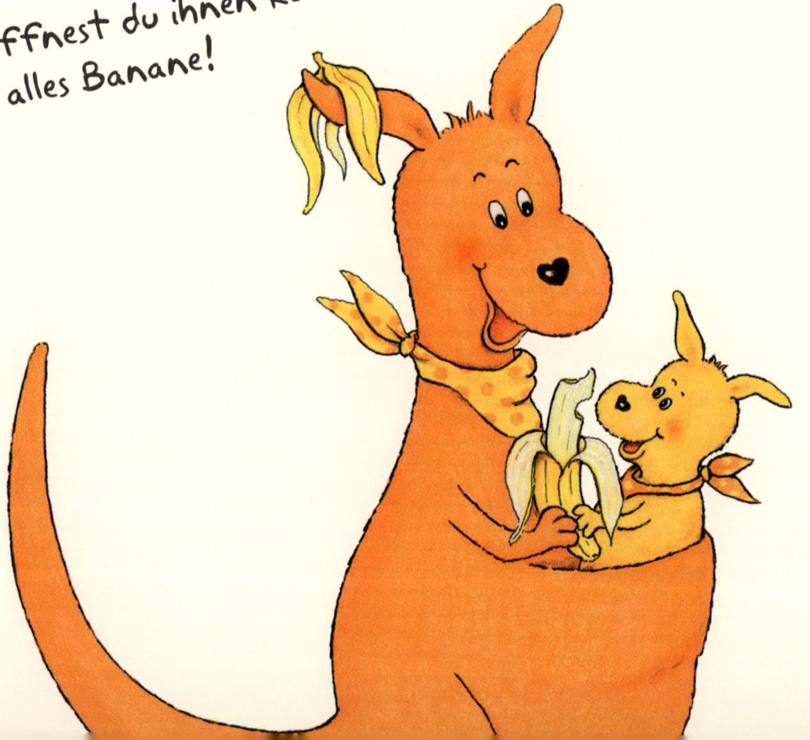

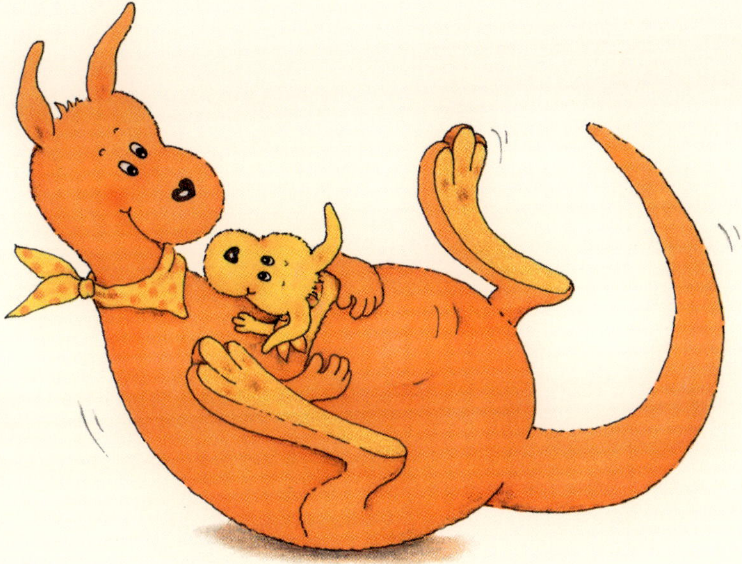

Denn du weißt:
Wir schaukeln die Dinge auf unsere Art.

Du gibst mir die Sicherheit,
die ich brauche,
um immer größer
und quirliger zu werden …

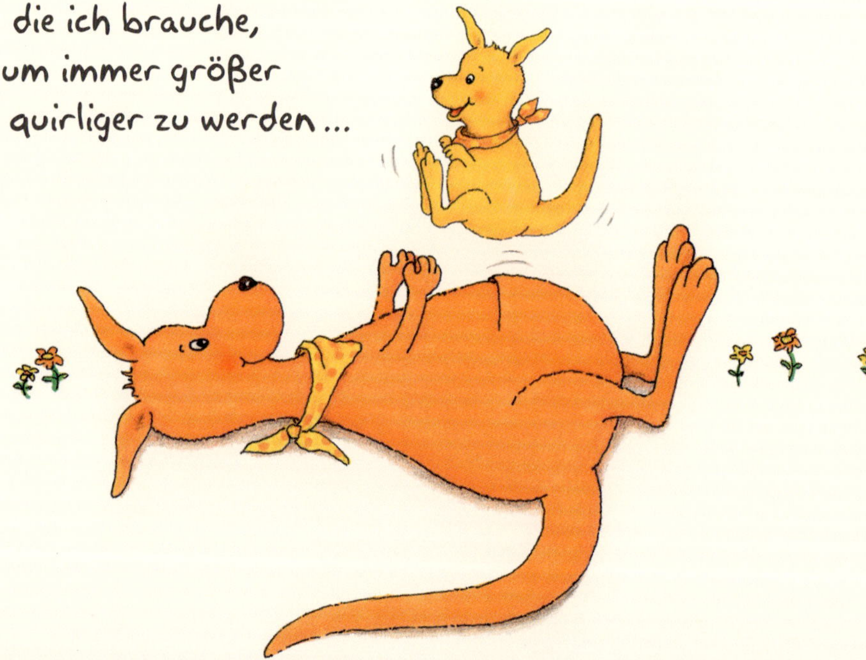

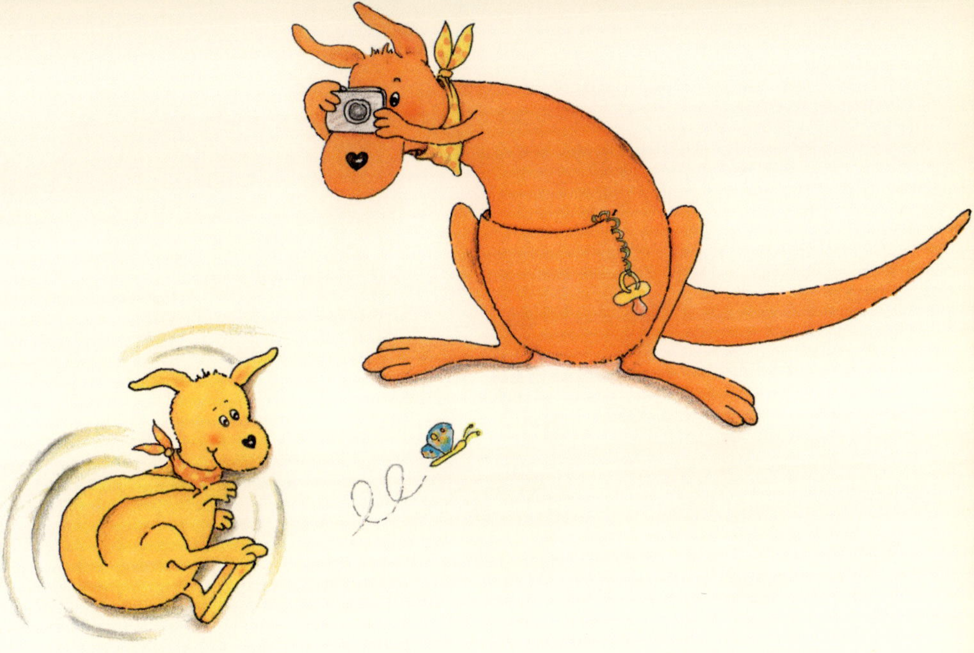

... und bald mit meinen Dreharbeiten zu beginnen:
Ab jetzt gibt's Action!

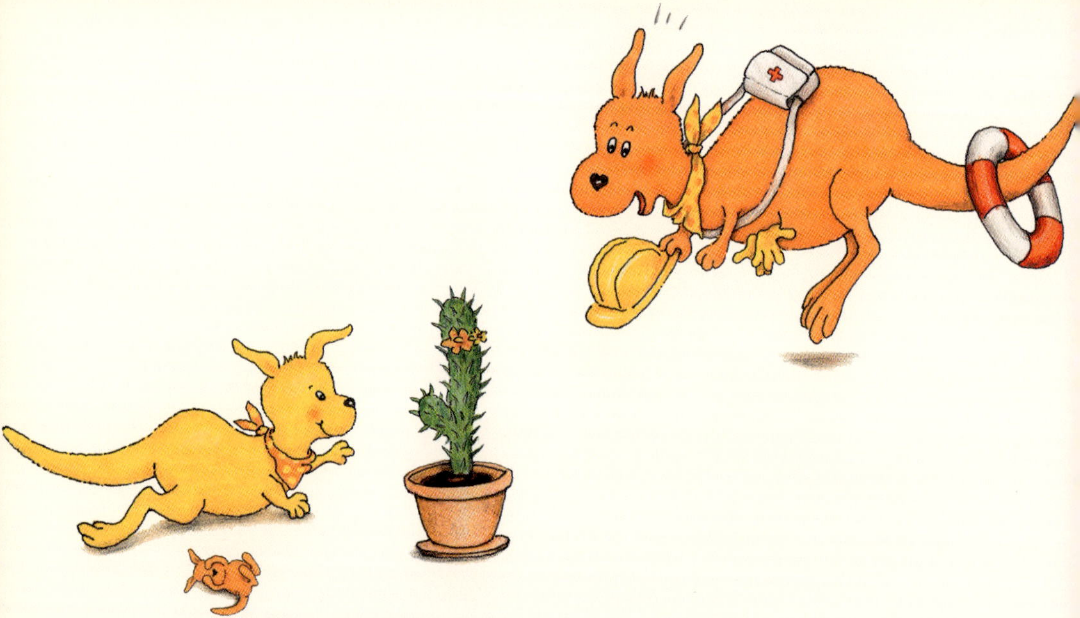

Nun heißt es auch schon bald:

- für Krabbelexkursionen gerüstet sein,
- immer eine Notfall-Ausrüstung dabei haben ...

... und die Tage wie im Zeitraffer vorüber gehen sehen!

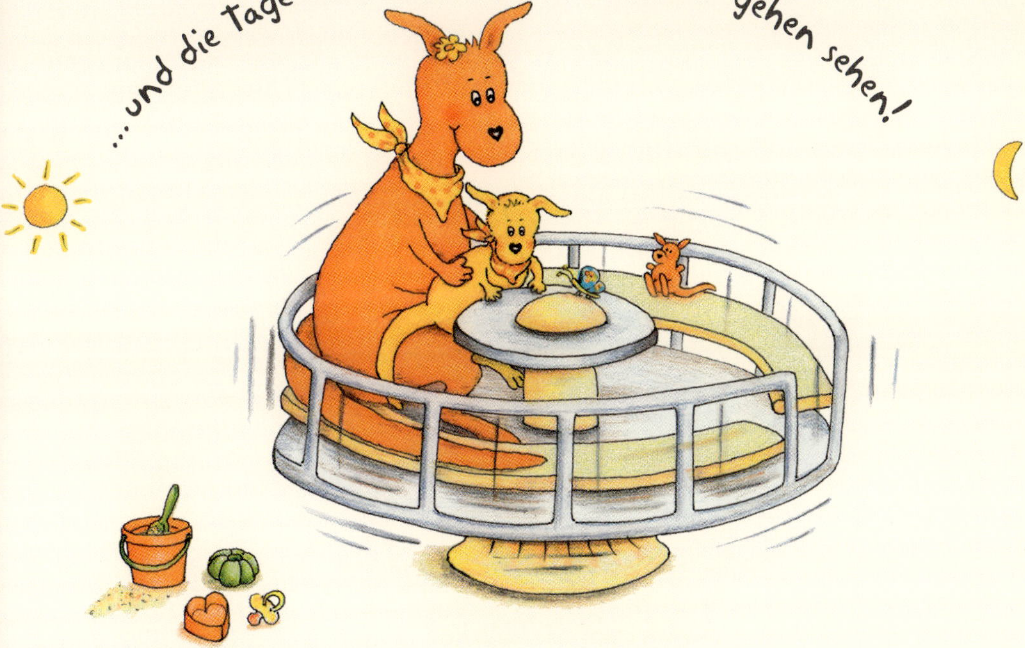

Wenn meine vertraute Welt
zwischendurch
Kopf steht, ...

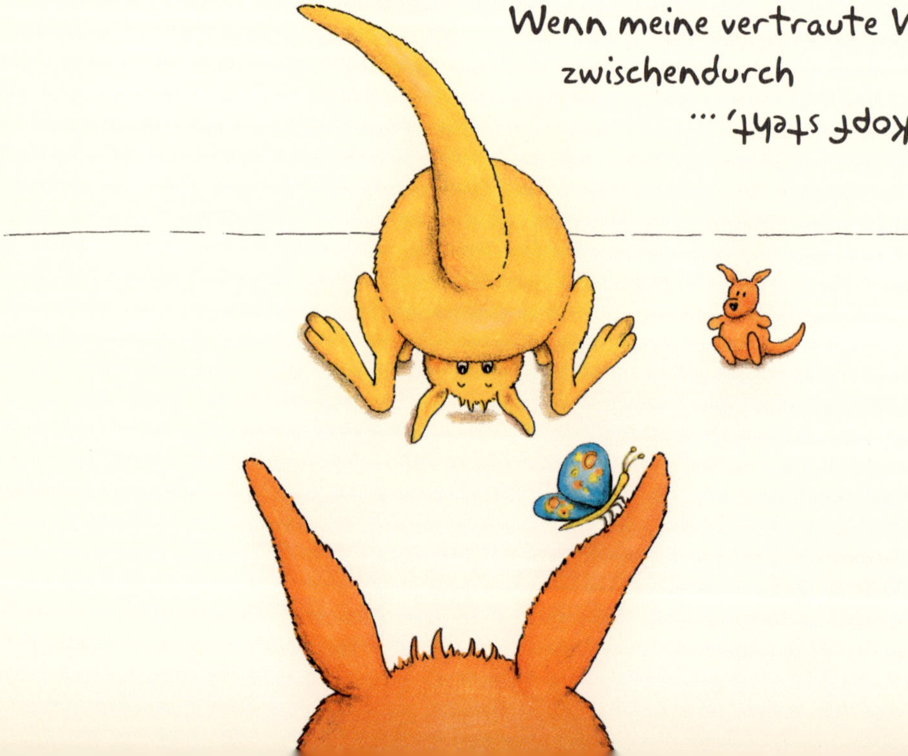

... bist du oft die einzige,
die mich versteht und weiß:
Ich mach gerade einen
Wachstumssprung!

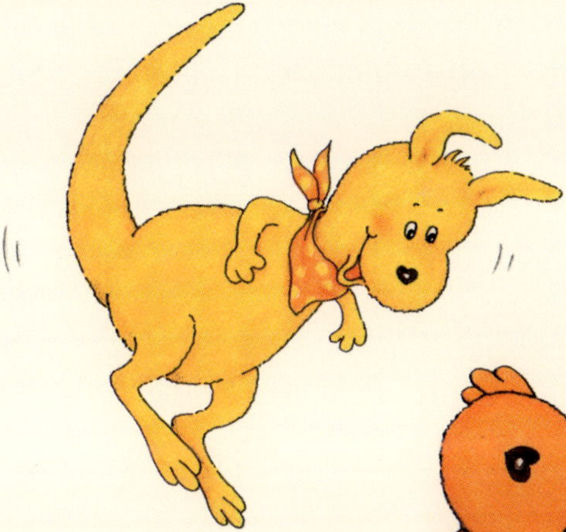

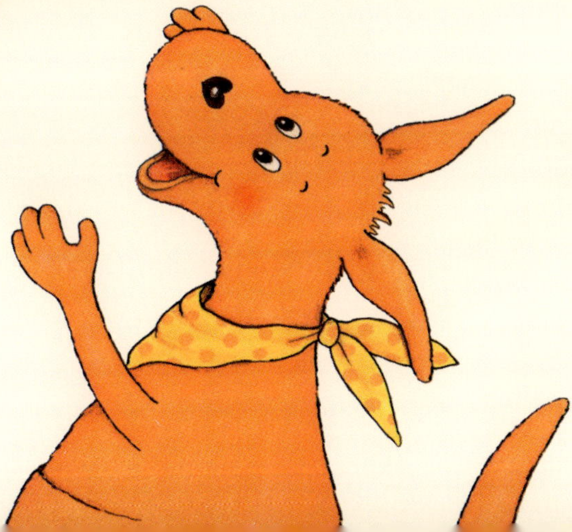

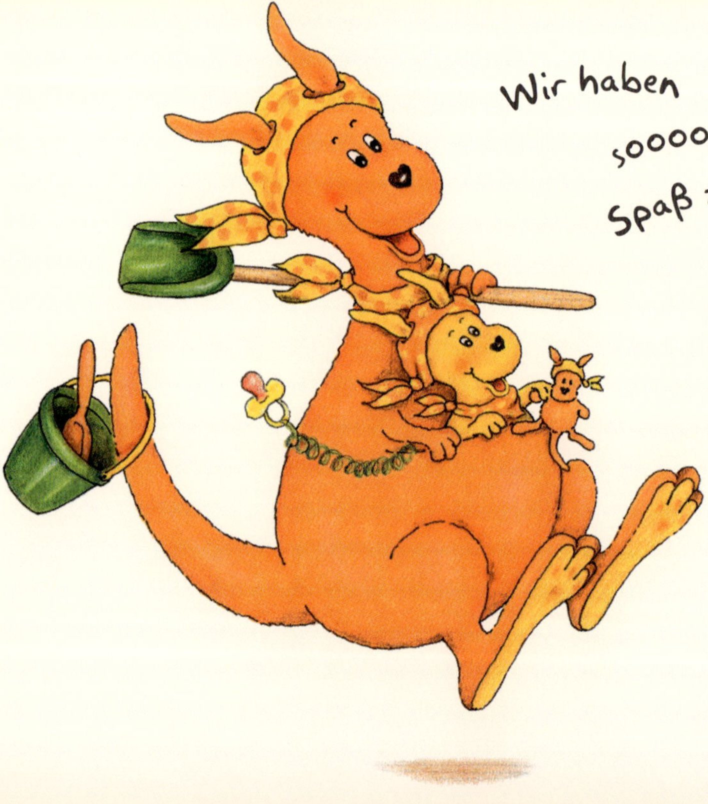

Wir haben

soooooooo viel

Spaß zusammen ...

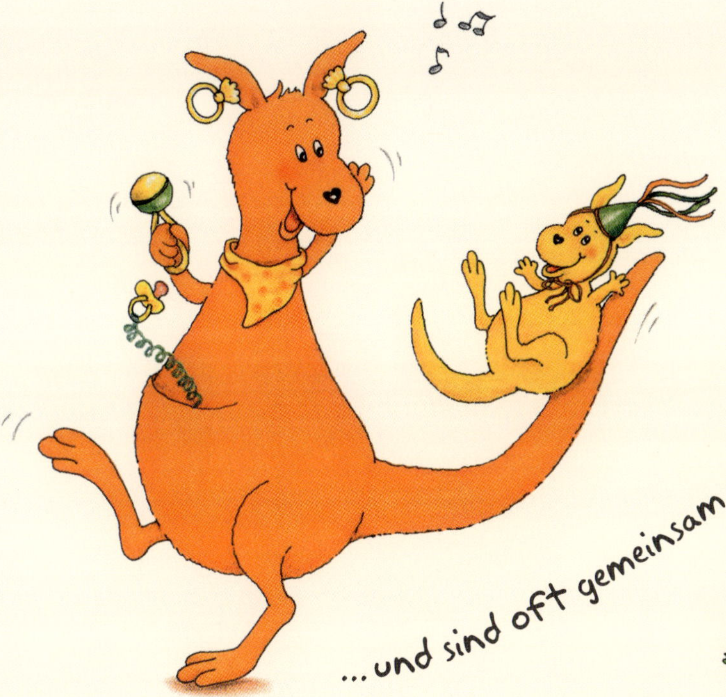

... und sind oft gemeinsam von der Rolle!

Bald probe ich meinen ersten "Aufstand", ...

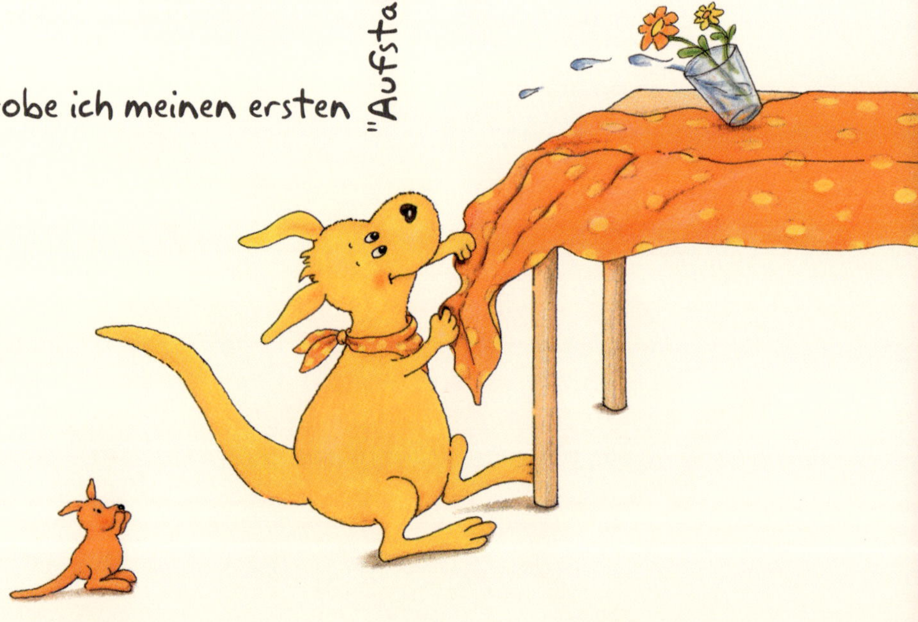

... auch wenn ich nicht immer "standhaft" bleibe und noch Rückhalt brauche!

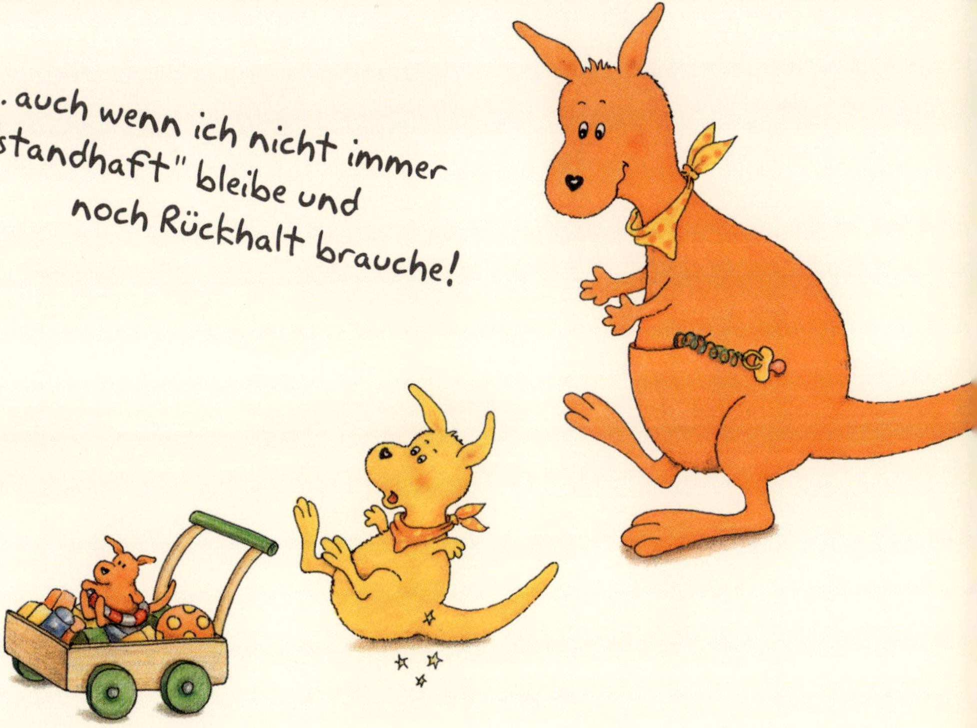

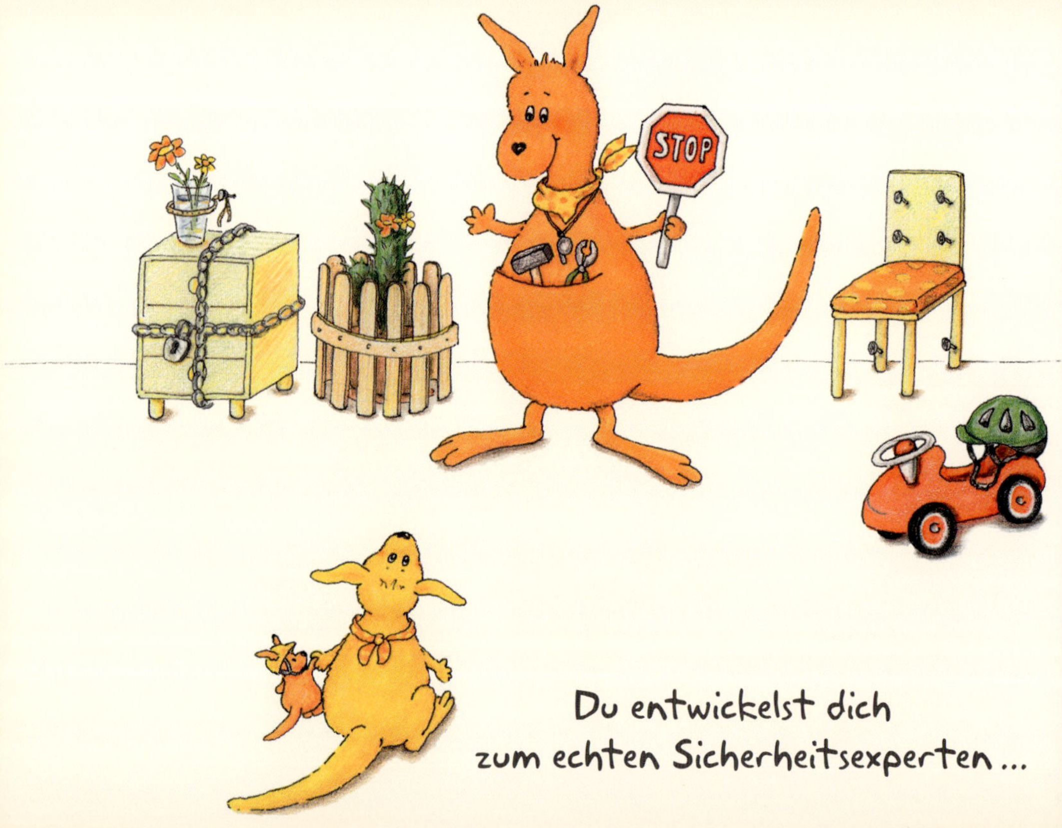

Du entwickelst dich
zum echten Sicherheitsexperten ...

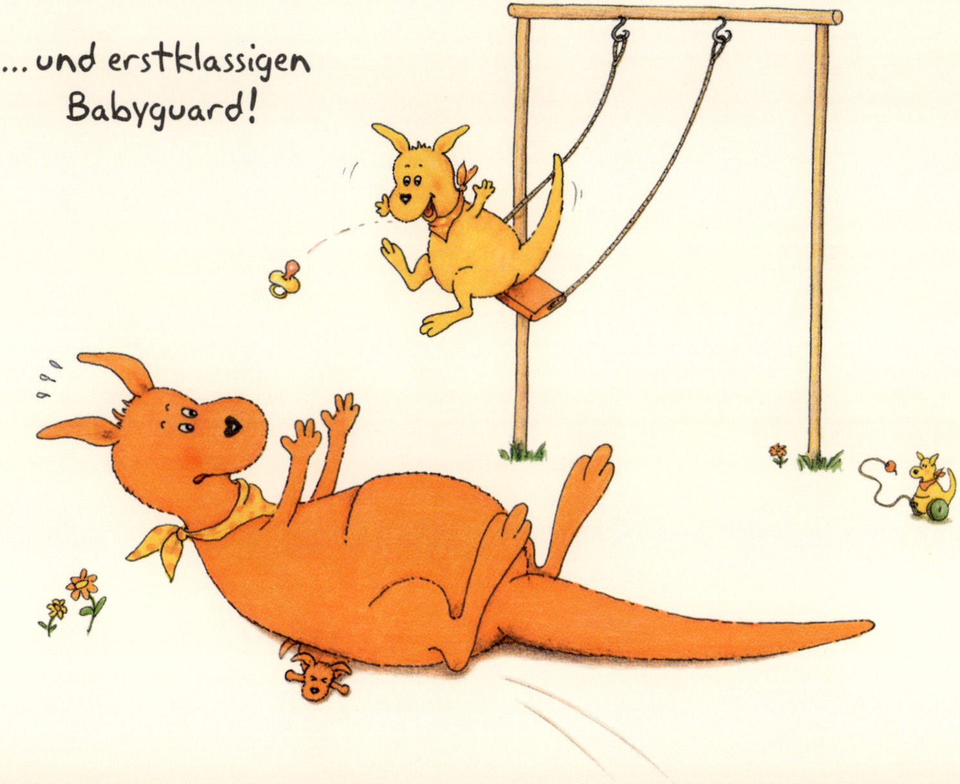
…und erstklassigen
Babyguard!

Auf unseren zahlreichen Expeditionen ins Ungewisse ...

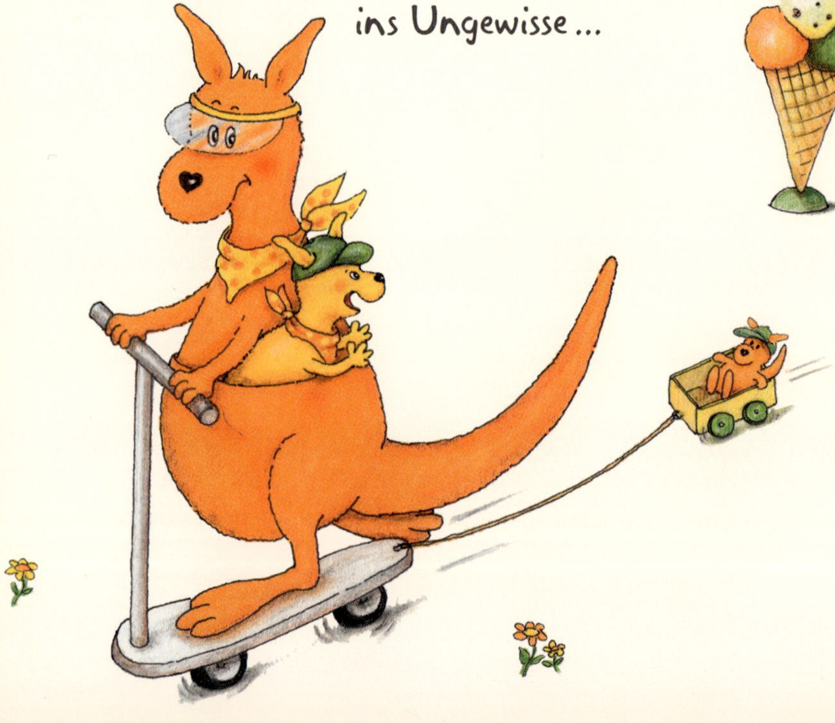

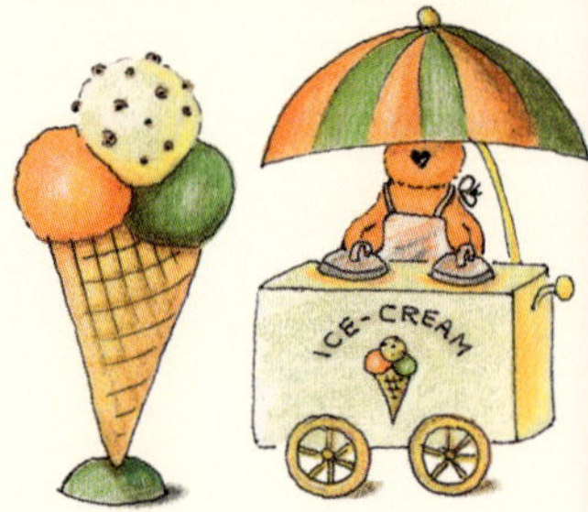

… versuchst du
Haltung
zu bewahren und dich
selbst bei
Trotzanfällen
noch hinter mich
zu stellen.

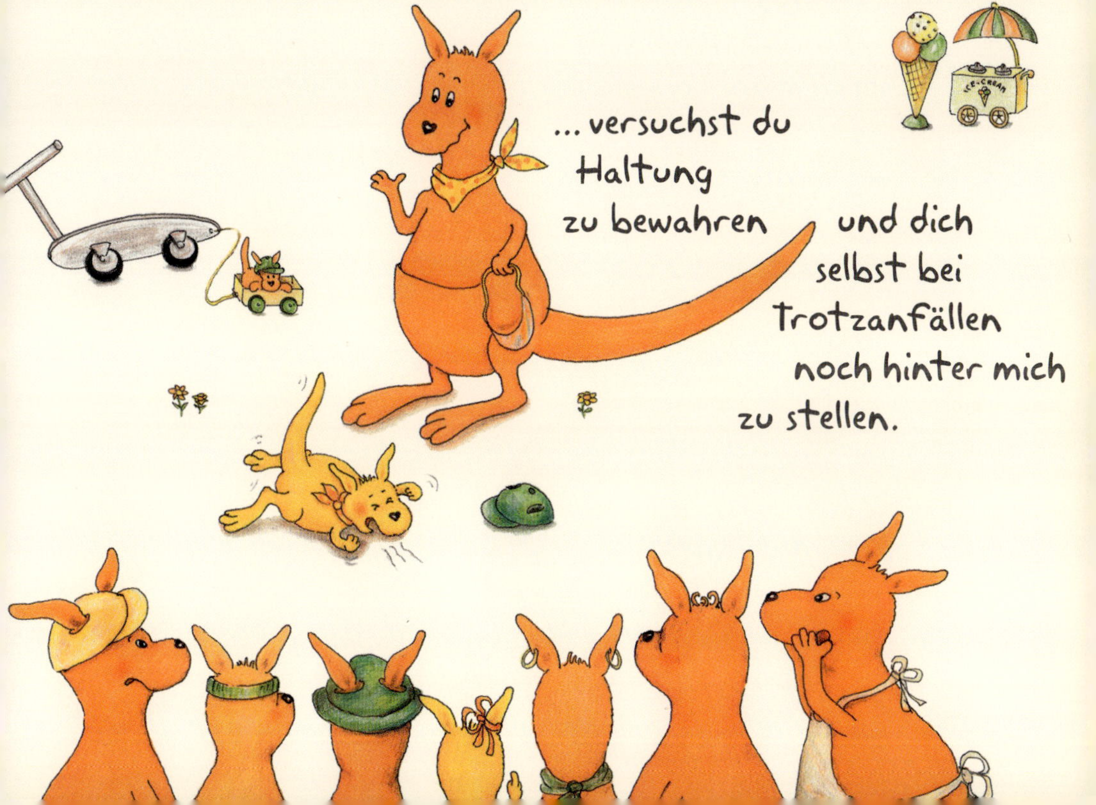

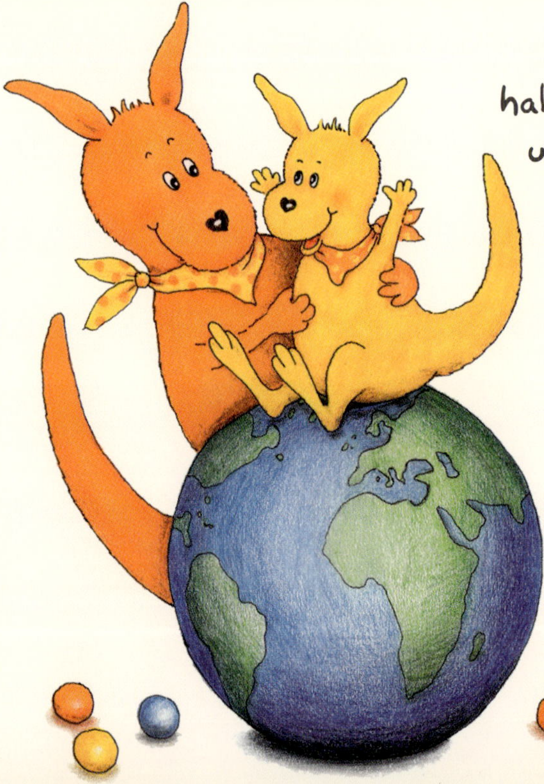

Von heute auf morgen
hab ich deine Welt verändert -
und doch meisterst du alles
ganz selbstverständlich.

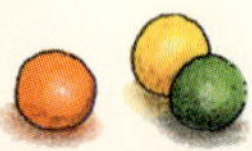

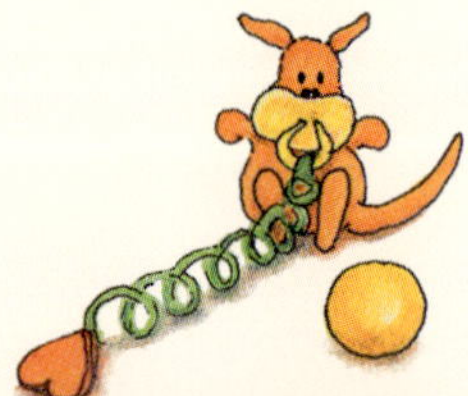

Du glaubst an mich und gibst mir das Gefühl, etwas ganz Besonderes zu sein.

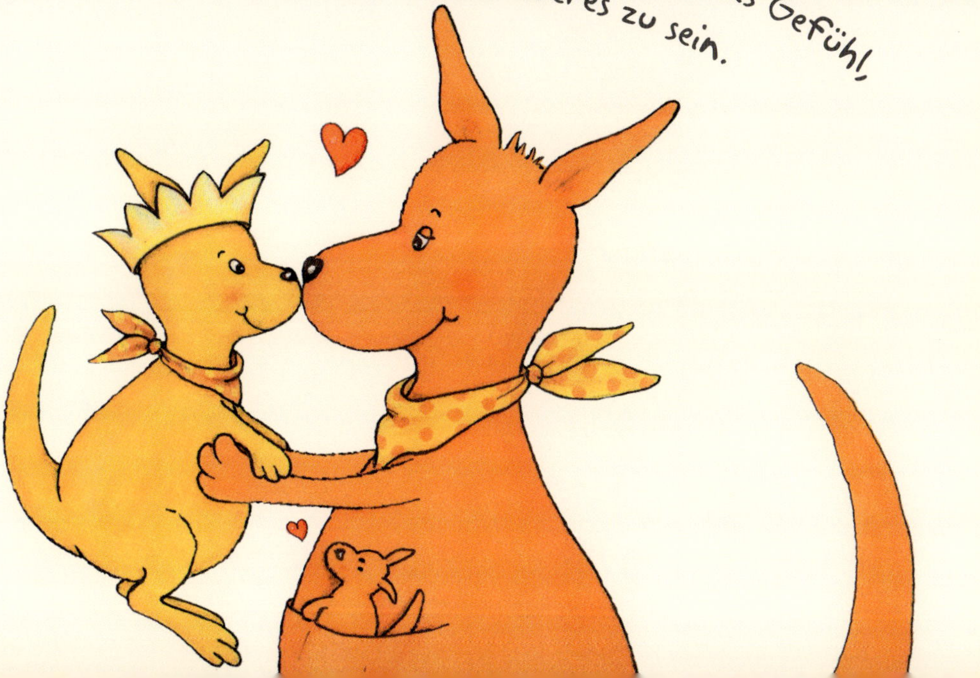

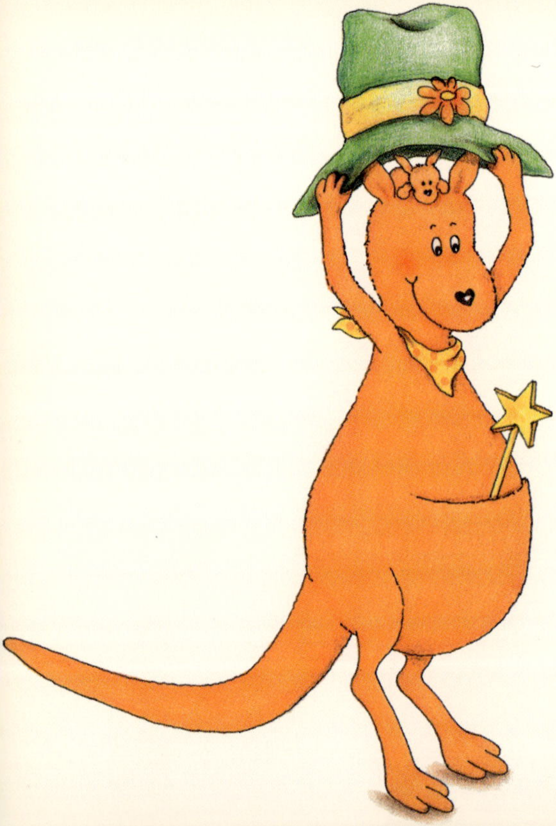

Du bist für mich das Größte,
was mir je begegnet ist, ...

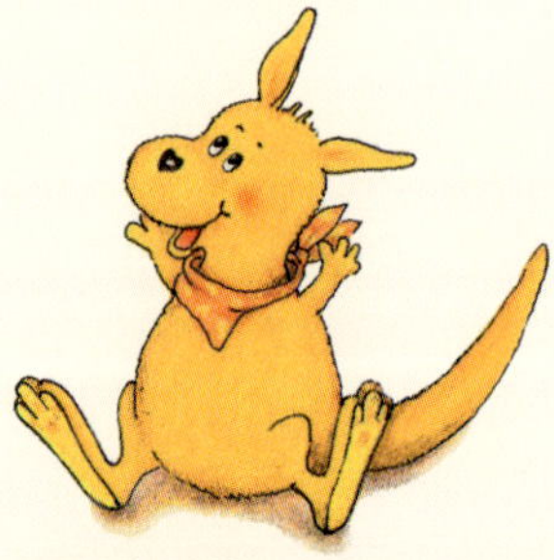

… und manchmal möchte ich
einfach nur den Hut vor dir ziehen!

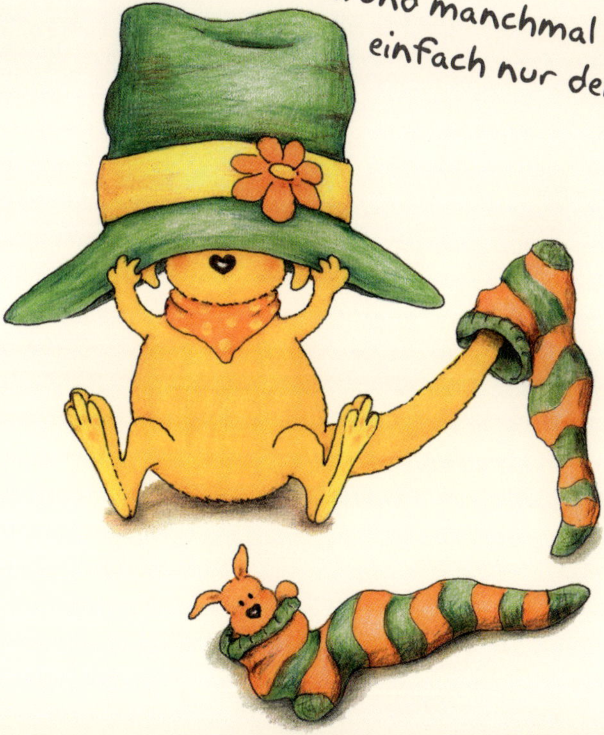

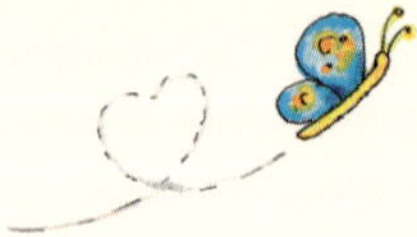

Deshalb sag ich's dir heute
schon mal für alle Zeiten:
Danke für alles!

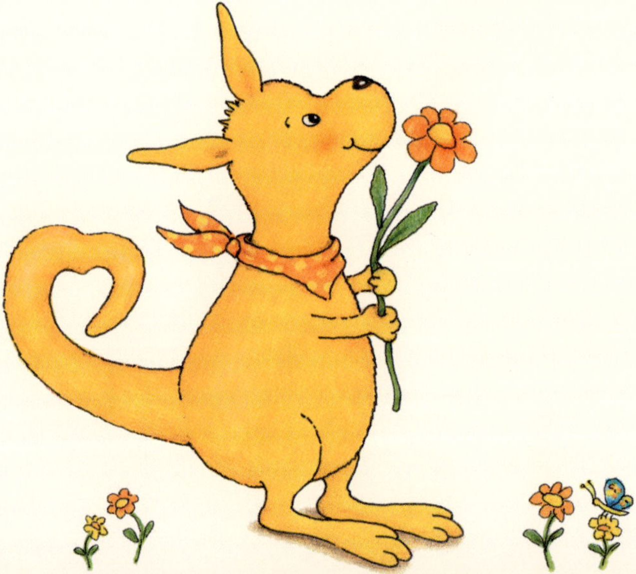

Du bist
die beste Mama der Welt!!!

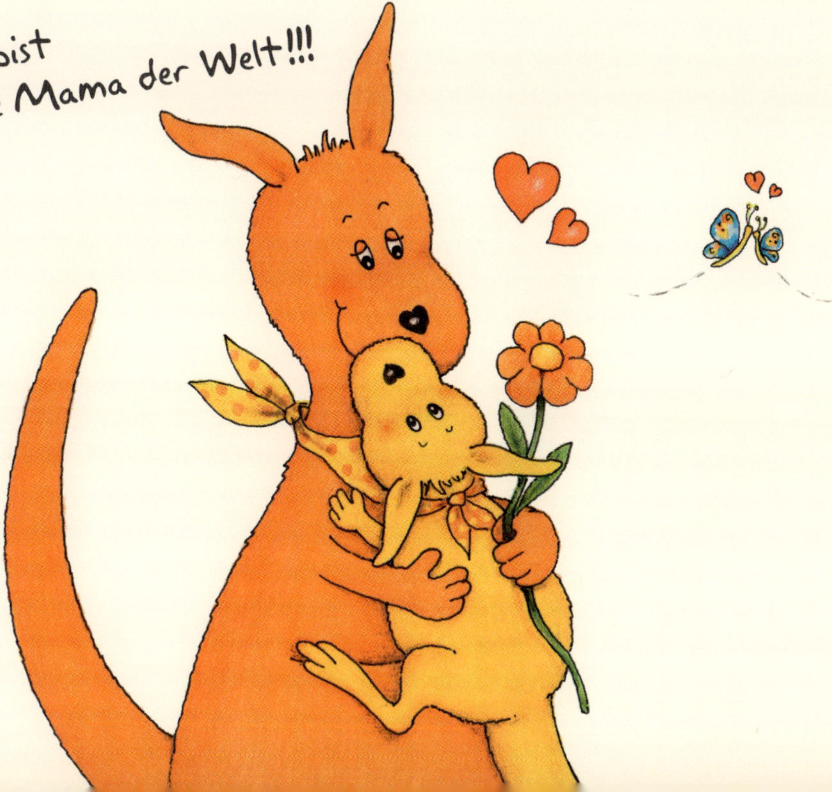

Babyzeit

In dieser Reihe sind außerdem erschienen:

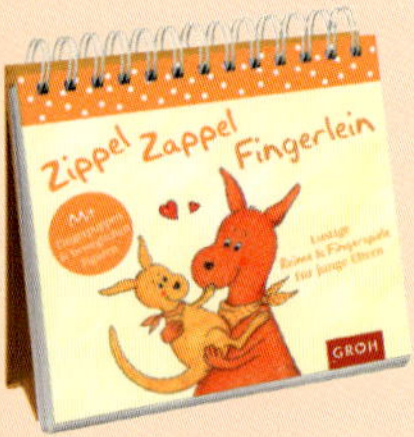

ZIPPEL ZAPPEL FINGERLEIN
ISBN 978-3-86713-785-0

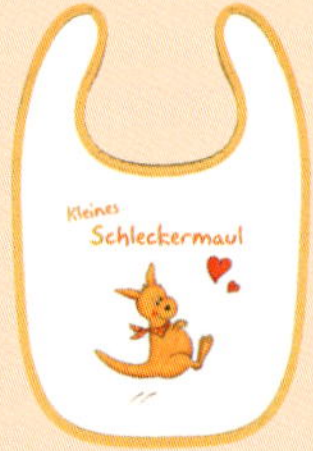

LÄTZCHEN
EAN 4036442000953

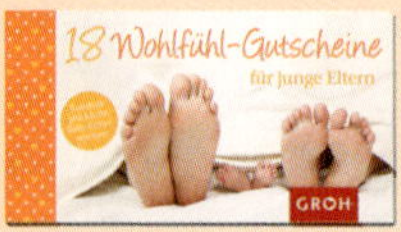

18 WOHLFÜHL-GUTSCHEINE FÜR JUNGE ELTERN
ISBN 978-3-86713-788-1

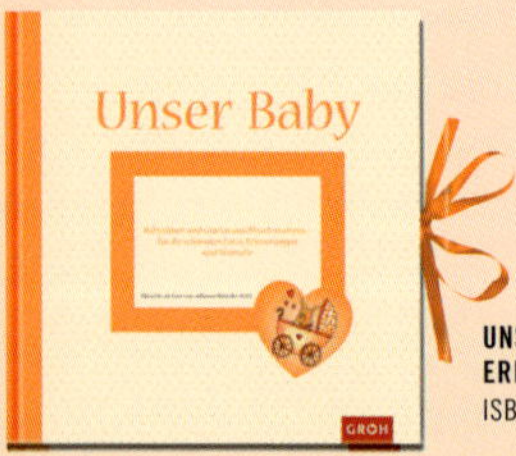

UNSER BABY – ERINNERUNGSALBUM
ISBN 978-3-86713-789-8

Immer eine gute Geschenkidee: www.groh.de

Illustrationen & Grafische Gestaltung:
Ingrid Thiel-Böhrer

Texte:
Dorothée Bleker

Die beiden Autorinnen sind seit der Geburt ihrer Kinder gute Freundinnen. Ingrid Thiel-Böhrer, geboren am 02.11.1966, arbeitet als freiberufliche Grafikerin und Illustratorin. Als Mutter von drei Kindern ist sie nebenbei noch engagierte Familienmanagerin und kennt jede Szene diese Buches aus eigener Erfahrung. Mit großem Spaß und während so mancher Nachtschicht hat sie Mama- und Baby-Känguru für die Reihe „Babyzeit" lebendig werden lassen. Dorothée Bleker, geboren am 22.10.1971, arbeitet als Lektorin und Projektmanagerin in der Nähe von München. Ebenfalls Mutter von drei Kindern, hat sie mit augenzwinkerndem Humor das erste Babyjahr und seine wunderbaren Herausforderungen unter die Lupe genommen.

Idee und Konzept:
Groh Verlag.

ISBN 978-3-86713-799-7

MIX
Papier aus verantwortungsvollen Quellen
FSC® C023419

127005-4253-01

Ein Lächeln schenken

Geschenke sollen ein Lächeln auf Gesichter zaubern und die Welt für einen Moment zum Stehen bringen. Für diesen Augenblick entwickeln wir mit viel Liebe immer neue GROH-Geschenke, die berühren.

In ihrer großen Themenvielfalt und der besonderen Verbindung von Sprache und Bild bewahren sie etwas sehr Persönliches.

Den Menschen Freude zu bereiten und ein Lächeln zu schenken, das ist unser Ziel seit 1928.

Ihr

Joachim Groh

GROH

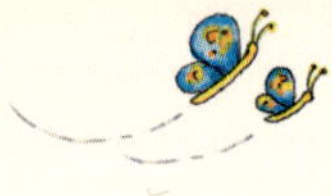

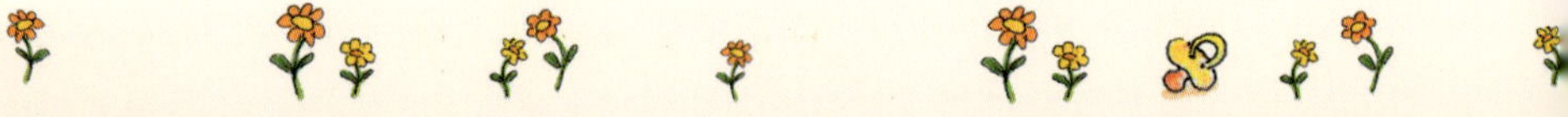